42 Recetas de Jugos Poderosos Para Prevenir el Cáncer:

Recupérese y Prevenga el Cáncer Naturalmente Incrementando Vitaminas y Minerales Específicos Que su Cuerpo Necesita Para Defenderse

Por

Joe Correa CSN

DERECHOS DE AUTOR

Esta publicación está diseñada para proveer información precisa y autoritaria respecto al tema en cuestión. Es vendido con el entendimiento de que ni el autor ni el editor están envueltos en brindar consejo médico. Si éste fuese necesario, consultar con un doctor. Este libro es considerado una guía y no debería ser utilizado en ninguna forma perjudicial para su salud. Consulte con un médico antes de iniciar este plan nutricional para asegurarse que sea correcto para usted.

RECONOCIMIENTOS

Este libro está dedicado a mis amigos y familiares que han tenido una leve o grave enfermedad, para que puedan encontrar una solución y hacer los cambios necesarios en su vida.

42 Recetas de Jugos Poderosos Para Prevenir el Cáncer:

Recupérese y Prevenga el Cáncer Naturalmente Incrementando Vitaminas y Minerales Específicos Que su Cuerpo Necesita Para Defenderse

Por

Joe Correa CSN

CONTENIDOS

ACERCA DEL AUTOR

Luego de años de investigación, honestamente creo en los efectos positivos que una nutrición apropiada puede tener en el cuerpo y la mente. Mi conocimiento y experiencia me han ayudado a vivir más saludablemente a lo largo de los años y los cuales he compartido con familia y amigos. Cuanto más sepa acerca de comer y beber saludable, más pronto querrá cambiar su vida y sus hábitos alimenticios.

La nutrición es una parte clave en el proceso de estar saludable y vivir más, así que empiece ahora. El primer paso es el más importante y el más significativo.

INTRODUCCIÓN

42 Recetas de Jugos Poderosos Para Prevenir el Cáncer: Recupérese y Prevenga el Cáncer Naturalmente Incrementando Vitaminas y Minerales Específicos Que su Cuerpo Necesita Para Defenderse

Por Joe Correa CSN

Cerca de 10-12 millones de personas contraen cáncer cada año, lo que hace que esta enfermedad sea una de las causas principales de muerte en el mundo moderno. En las últimas décadas, el cáncer se ha elevado a proporciones epidémicas, y afecta cerca de 1 de cada dos hombres y 1 de cada 3 mujeres. Con 7-8 millones de vidas tomadas cada año por esta enfermedad, puedo definitivamente decir que prevenir el cáncer debería ser su prioridad número uno.

Algunas estadísticas dicen que el cáncer de mama en las mujeres y el de pulmón en hombres son los dos tipos más comunes en el mundo.

Una de las principales causes de esta enfermedad es nuestro estilo de vida moderno, que nos rodea con diferentes toxinas, substancias cancerígenas y estrés. Pero la razón principal es probablemente la mala nutrición para muchas personas. La falta de nutrientes básicos debilita nuestro sistema inmune, lo que conlleva a daños serios y de largo plazo a nuestra salud, y eventualmente se vuelve cáncer. La mayoría de los alimentos están repletos de sabores artificiales, colores, aditivos, estabilizadores y preservativos. A pesar de que algunas de estas substancias no son dañinas, muchas son extremadamente tóxicas y pueden privar a nuestro organismo de algunos nutrientes importantes. A pesar de que la mayoría de las personas conocen estos hechos, en teoría, no parecen encontrar suficiente tiempo para planificar sus alimentos diariamente, razón por la cual las comidas rápidas se han vuelto tan populares.

Es por ello exactamente que los jugos deberían ser su prioridad número uno para prevenir y combatir el cáncer. Casi no requieren tiempo y proveen una cantidad sorprendente de nutrientes que su cuerpo necesita para fortalecer el sistema inmune y reducir la posibilidad de contraer cáncer. Estas recetas preventivas del cáncer están diseñadas para darle exactamente eso, todos los nutrientes importantes en solo un par de minutos. Pruébelas y vea la diferencia que pueden hacer en su vida.

42 RECETAS DE JUGOS PODEROSOS PARA PREVENIR EL CÁNCER: RECUPÉRESE Y PREVENGA EL CÁNCER NATURALMENTE INCREMENTANDO VITAMINAS Y MINERALES ESPECÍFICOS QUE SU CUERPO NECESITA PARA DEFENDERSE

1.   Jugo de Batata y Zanahoria

Ingredientes:

2 zanahorias grandes

1 batata pequeña, sin piel

2 manzanas verdes medianas, sin centro

1 naranja grande, sin piel

¼ cucharadita de especia de pastel de calabaza

Preparación:

Combinar los ingredientes en una juguera, excepto la especia de pastel de calabaza, y pulsar.

Transferir a un vaso y añadir algunos cubos de hielo.

Rociar con especia de pastel de calabaza y servir.

Información nutricional por porción: Kcal: 147, Proteínas: 2.1g, Carbohidratos: 35.4g, Grasas: 0.1g

2. Jugo de Jengibre y Chía

Ingredientes:

3 zanahorias grandes

2 manzanas grandes, sin centro

½ cucharadita de jengibre, molido

1 cucharada de semillas de chía

Preparación:

Combinar todos los ingredientes, excepto las semillas de chía, en una juguera, y pulsar.

Transferir a vasos y añadir algunos cubos de hielo. Rociar con semillas de chía antes de servir.

Información nutricional por porción: Kcal: 177, Proteínas: 3.2g, Carbohidratos: 28.4g, Grasas: 4.6g

3.   Jugo de Col Rizada y Calabaza

Ingredientes:

¼ taza de col rizada fresca

½ calabaza amarilla, sin piel

1 brócoli mediano

1 manzana grande, sin centro

¼ taza de espinaca fresca

4 zanahorias pequeñas

Preparación:

Combinar los ingredientes en una juguera y pulsar.

Transferir a vasos y añadir algunos cubos de hielo. Servir inmediatamente.

Información nutricional por porción: Kcal: 81, Proteínas: 2.3g, Carbohidratos: 18.4g, Grasas: 0.2g

4.   Jugo de Sandía

Ingredientes:

1 taza de sandía, sin piel y sin semillas

1 taza de ananá, sin piel

½ limón grande, sin piel

½ cucharadita de jengibre, molido

Preparación:

Combinar los ingredientes en una juguera y pulsar.

Transferir a vasos y añadir algunos cubos de hielo. Servir inmediatamente.

Información nutricional por porción: Kcal: 41, Proteínas: 1.4g, Carbohidratos: 10.2g, Grasas: 0.1g

5. Jugo de Cancún

Ingredientes:

½ taza de col rizada fresca

1 lima grande, sin piel

1 pepino grande

1 tallo de apio

1 pimiento jalapeño pequeño, sin semillas

Preparación:

Combinar los ingredientes en una juguera y pulsar. Añadir agua de coco.

Transferir a vasos y añadir algunos cubos de hielo.

Servir inmediatamente.

Información nutricional por porción: Kcal: 171, Proteínas: 3.2g, Carbohidratos: 47.3g, Grasas: 1.3g

6.   Jugo Marrón de Linaza

Ingredientes:

2 zanahorias grandes

½ taza de espinaca fresca

2 cucharadas de perejil fresco

2 manzanas grandes, sin centro

¼ cucharadita de jengibre, molido

1 cucharada de semillas de linaza

Preparación:

Combinar todos los ingredientes en una juguera, excepto semillas de linaza. Pulsar.

Transferir a vasos y añadir algunos cubos de hielo.

Rociar con semillas de linaza y servir.

Información nutricional por porción: Kcal: 119, Proteínas: 4.3g, Carbohidratos: 62.2g, Grasas: 2.3g

7.   Jugo de Limón y Col Rizada

Ingredientes:

½ taza de col rizada fresca

1 limón, sin piel

2 manzanas verdes grandes, sin centro

1 pera grande, sin centro

Preparación:

Combinar los ingredientes en una juguera y pulsar.

Transferir a vasos y añadir algunos cubos de hielo antes de servir.

Información nutricional por porción: Kcal: 120, Proteínas: 3.2g, Carbohidratos: 62.5g, Grasas: 1.2g

8.   Jugo de Brócoli

Ingredientes:

1 taza de brócoli

2 naranjas grandes, sin piel

1 pepino grande, sin piel

1 zanahoria grande

Preparación:

Combinar los ingredientes en una juguera y pulsar.

Transferir a vasos y añadir algunos cubos de hielo.

Servir inmediatamente.

Información nutricional por porción: Kcal: 68, Proteínas: 2.3g, Carbohidratos: 19.7g, Grasas: 0.1g

9. Jugo de Verdes de Ensalada

Ingredientes:

½ taza de verdes de ensalada

½ cucharadita de jengibre, molido

1 pepino grande

¼ taza de perejil fresco

1 manzana grande, sin centro

Preparación:

Combinar los ingredientes en una juguera y pulsar.

Transferir a vasos y añadir algunos cubos de hielo.

Servir inmediatamente.

Información nutricional por porción: Kcal: 96, Proteínas: 3.1g, Carbohidratos: 28.7g, Grasas: 1.2g

10.   Jugo de Hinojo y Mandarina

Ingredientes:

1 hinojo grande

½ taza de col rizada fresca

1 manzana verde grande, sin centro

4 mandarinas, sin piel

Preparación:

Poner los ingredientes en una juguera, y pulsar.

Transferir a vasos y añadir algunos cubos de hielo, o refrigerar antes de usar.

Información nutricional por porción: Kcal: 121, Proteínas: 4.3g, Carbohidratos: 31.3g, Grasas: 1.3g

11. Jugo de Uvas Verdes

Ingredientes:

1 taza de uvas verdes

2 pepino grandes

1 pera grande, sin centro

1 lima, sin piel

Preparación:

Combinar los ingredientes en una juguera y pulsar.

Transferir a vasos y refrigerar 30 minutos antes de servir.

Información nutricional por porción: Kcal: 113, Proteínas: 18.3g, Carbohidratos: 31.3g, Grasas: 0.1g

12. Jugo de Berro

Ingredientes:

½ taza de berro

2 manzanas verdes grandes, sin centro

1 limón grande, sin piel

1 lima grande, sin piel

Preparación:

Combinar todos los ingredientes, excepto las semillas de chía, en una juguera, y pulsar.

Transferir a vasos y añadir algunos cubos de hielo.

Servir inmediatamente.

Información nutricional por porción: Kcal: 101, Proteínas: 17.2g, Carbohidratos: 28.8g, Grasas: 0.2g

13. Jugo de Ananá y Cantalupo

Ingredientes:

1 taza de cantalupo, sin piel

½ ananá, sin piel

2 manzanas verdes grandes, sin centro

½ taza de col rizada fresca

Preparación:

Combinar los ingredientes en una juguera y pulsar.

Transferir a vasos y añadir algunos cubos de hielo, o refrigerar 30 minutos antes de servir.

Información nutricional por porción: Kcal: 115, Proteínas: 1.2g, Carbohidratos: 28.8g, Grasas: 1.2g

14. Jugo de Rábano e Hinojo

Ingredientes:

6 rábanos medianos

1 hinojo pequeño

1 naranja grande, sin piel

5 tallos de apio grandes

1 pepino grande

Preparación:

Combinar los ingredientes en una juguera y pulsar.

Transferir a vasos y refrigerar antes de servir.

Información nutricional por porción: Kcal: 110, Proteínas: 6.1g, Carbohidratos: 28.7g, Grasas: 1.2g

15.   Jugo de Acelga y Albahaca

Ingredientes:

½ taza de Acelga

½ taza de albahaca fresca

1 lima grande, sin piel

2 manzanas verdes grandes, sin centro

¼ taza de menta fresca

Preparación:

Combinar los ingredientes en una juguera y pulsar.

Transferir a vasos y añadir algunos cubos de hielo, o refrigerar antes de usar.

Información nutricional por porción: Kcal: 114, Proteínas: 2.3g, Carbohidratos: 30.4g, Grasas: 0.2g

16. Jugo de Repollo Verde

Ingredientes:

½ taza de repollo verde

4 tallos de apio

1 manzana verde grande, sin centro

3 zanahorias grandes

1 limón grande, sin piel

1 cucharada de miel líquida

Preparación:

Combinar los ingredientes en una juguera y pulsar.

Transferir a vasos y refrigerar 20 minutos antes de servir.

Información nutricional por porción: Kcal: 162, Proteínas: 3.1g, Carbohidratos: 39.3g, Grasas: 0.1g

17. Jugo de Pomelo y Romero

Ingredientes:

3 pomelos grandes, sin piel

3 naranjas grandes, sin piel

1 limón grande, sin piel

½ cucharadita de romero fresco

Preparación:

Combinar los ingredientes en una juguera y pulsar.

Transferir a vasos y añadir algunos cubos de hielo.

Rociar con romero fresco y servir inmediatamente.

Información nutricional por porción: Kcal: 140, Proteínas: 3.4g, Carbohidratos: 37.6g, Grasas: 0.1g

18.   Jugo de Frutilla y Durazno

Ingredientes:

3 duraznos grandes, sin carozo

1 taza de frutillas

1 manzana verde grande, sin centro

¼ cucharadita de jengibre, molido

Preparación:

Combinar los ingredientes en una juguera y pulsar.

Transferir a vasos y añadir algunos cubos de hielo, o refrigerar 1 hora antes de servir.

Información nutricional por porción: Kcal: 64, Proteínas: 1.2g, Carbohidratos: 18.3g, Grasas: 0.1g

19.   Jugo de Cilantro

Ingredientes:

½ taza de cilantro

3 tallos de apio

1 manzana verde grande, sin centro

1 limón grande, sin piel

½ cucharadita de jengibre, molido

Preparación:

Combinar todos los ingredientes excepto el jengibre en una juguera.

Procesar y transferir a un vaso. Añadir el jengibre.

Agregar cubos de hielo y servir inmediatamente.

Información nutricional por porción: Kcal: 73, Proteínas: 2.2g, Carbohidratos: 26.7g, Grasas: 0.1g

20. Jugo de Granada y Col Rizada

Ingredientes:

½ taza de semillas de granada

½ taza de col rizada fresca

1 manzana verde grande, sin centro

¼ cucharadita de jengibre, molido

3-4 hojas de menta fresca

Preparación:

Combinar las semillas de granada, col rizada, menta y manzana en una juguera, y pulsar.

Transferir a vasos y añadir el jengibre y semillas de granada.

Agregar cubos de hielo y servir inmediatamente.

Información nutricional por porción: Kcal: 143, Proteínas: 6.2g, Carbohidratos: 41.2g, Grasas: 2.4g

21. Jugo de Tomate y Ajo

Ingredientes:

2 tomates grandes, por la mitad

2 dientes de ajo, sin piel

3 pepino grandes

1 pimiento grande, sin semillas

1 chalote pequeño

1 lima grande, sin piel

¼ taza de cilantro fresco

Preparación:

Combinar los ingredientes en una juguera y pulsar.

Transferir a vasos y añadir hielo antes de usar, o refrigerar.

Información nutricional por porción: Kcal: 109, Proteínas: 6.4g, Carbohidratos: 38.5g, Grasas: 1.2g

22.   Jugo de Ananá y Zanahoria

Ingredientes:

1 taza de ananá, sin piel

2 zanahorias grandes

½ taza de berro

1 limón grande, sin piel

¼ cucharadita de raíz de jengibre

Preparación:

Combinar los ingredientes en una juguera y pulsar.

Transferir a vasos y servir.

Información nutricional por porción: Kcal: 101, Proteínas: 3.1g, Carbohidratos: 34.2g, Grasas: 1.1g

23. Jugo de Frutilla y Kiwi

Ingredientes:

2 kiwis, sin piel

1 pepino grande

1 taza de frutillas frescas

1 lima pequeña, sin piel

2 cucharadas de menta fresca

Preparación:

Combinar los ingredientes en una juguera y pulsar.

Transferir a un vaso y refrigerar antes de usar.

Información nutricional por porción: Kcal: 91, Proteínas: 3.1g, Carbohidratos: 29.9g, Grasas: 0.9g

24. Jugo de Manzana y Chía

Ingredientes:

1 manzana roja grande, sin centro

1 limón grande, sin piel

1 pimiento grande, sin semillas

3 cucharadas de semillas de chía

Preparación:

Combinar la manzana, limón y pimiento en una juguera, y pulsar.

Añadir las semillas de chía.

Dejar reposar 15 minutos hasta que espese, y revolver antes de servir.

Información nutricional por porción: Kcal: 135, Proteínas: 4.2g, Carbohidratos: 31.3g, Grasas: 6.2g

25. Jugo Picante de Pomelo

Ingredientes:

1 kiwi grande, sin piel

½ pomelo mediano, sin piel

1 limón grande, sin piel

3 tallos de apio

¼ cucharadita de jengibre, molido

¼ cucharadita de Pimienta cayena, molida

Un puñado de berro

Preparación:

Combinar el kiwi, pomelo, limón, apio y berro en una juguera, y pulsar.

Transferir a vasos y añadir el jengibre y pimienta cayena.

Información nutricional por porción: Kcal: 61, Proteínas: 2.1g, Carbohidratos: 20.4g, Grasas: 1.1g

26.   Jugo de Cúrcuma y Pepino

Ingredientes:

1 pepino grande

1 taza de ananá, en trozos

3 tallos de apio

½ taza de espinaca fresca

¼ cucharadita de jengibre, molido

¼ cucharadita de cúrcuma, molida

Preparación:

Combinar los ingredientes, excepto jengibre y cúrcuma, en una juguera.

Pulsar y transferir a vasos. Añadir la cúrcuma y jengibre, y servir.

Información nutricional por porción: Kcal: 109, Proteínas: 3.3g, Carbohidratos: 61.2g, Grasas: 1.3g

27. Jugo de Calabacín y Roma

Ingredientes:

2 calabacines medianos

1 diente de ajo, sin piel

6 tallos de espárragos

3 tomates Roma

4 zanahorias grandes

Preparación:

Combinar los ingredientes en una juguera y pulsar.

Transferir a vasos y servir inmediatamente.

Información nutricional por porción: Kcal: 92, Proteínas: 5.4g, Carbohidratos: 27.3g, Grasas: 0.9g

28. Jugo de Canela y Chía

Ingredientes:

1 cucharada de semillas de chía

1 manzana grande, sin centro

1 taza de espinaca fresca

¼ cucharadita de canela, molida

Preparación:

Combinar la manzana y espinaca en una juguera, y pulsar.

Transferir a vasos y añadir la canela y semillas de chía.

Dejar reposar por 20 minutos y servir.

Información nutricional por porción: Kcal: 121, Proteínas: 4.3g, Carbohidratos: 27.8g, Grasas: 5.3g

29. Jugo Verde de Coco

Ingredientes:

1 lima grande, sin piel

3 onzas de agua de coco

5 tallos de apio pequeños

¼ taza de menta fresca

¼ taza de espinaca fresca

Preparación:

Combinar la lima, apio, espinaca y menta en una juguera, y pulsar.

Transferir a vasos y añadir el agua de coco. Refrigerar 20 minutos antes de servir.

Información nutricional por porción: Kcal: 45, Proteínas: 2.2g, Carbohidratos: 16.8g, Grasas: 1.6g

30.   Jugo de Coliflor y Brócoli

Ingredientes:

2 tazas de coliflor, en trozos

1 taza de brócoli fresco

4 zanahorias grandes

1 manzana verde grande, sin centro

1 cucharadita de raíz de jengibre

Preparación:

Combinar los ingredientes en una juguera y pulsar.

Transferir a vasos y decorar con menta, o añadir hielo antes de servir.

Información nutricional por porción: Kcal: 136, Proteínas: 6.3g, Carbohidratos: 42.8g, Grasas: 1.2g

31. Jugo de Hielo Verde

Ingredientes:

1 pepino mediano

1 pera grande, sin centro

3 zanahorias grandes

1 limón grande, sin piel

¼ taza de menta fresca

½ taza de brócoli

1 cucharadita de raíz de jengibre

½ cucharadita de polvo de té verde

2 onzas de agua

Preparación:

Combinar el pepino, pera, zanahorias, limón, menta, jengibre y brócoli en una juguera, y pulsar.

Mezclar el agua con el té verde en un vaso y añadir el jugo.

Mezclar con una cuchara y añadir hielo. Servir inmediatamente.

Información nutricional por porción: Kcal: 141, Proteínas: 5.5g, Carbohidratos: 45.7g, Grasas: 0.9g

32.　Jugo Verde de Naranja

Ingredientes:

2 naranjas grandes, sin piel

½ taza de brócoli fresco, en trozos

3 zanahorias grandes

4 hojas de verdes de ensalada

4 hojas de col rizada fresca

1 diente de ajo, sin piel

Preparación:

Combinar los ingredientes en una juguera y pulsar.

Transferir a vasos y servir inmediatamente.

Información nutricional por porción: Kcal: 171, Proteínas: 9.2g, Carbohidratos: 43.3g, Grasas: 2.3g

33. Jugo de Naranja y Miel

Ingredientes:

2 naranjas grandes, sin piel

½ taza de pomelo, en trozos

3-4 hojas de col rizada fresca

1 cucharadita de miel líquida

¼ cucharadita de jengibre, molido

Preparación:

Combinar las naranjas, pomelo y col rizada en una juguera, y pulsar.

Transferir a vasos y añadir la miel y jengibre.

Servir inmediatamente.

Información nutricional por porción: Kcal: 128, Proteínas: 7.3g, Carbohidratos: 34.5g, Grasas: 1.1g

34. Jugo de Batata y Jengibre

Ingredientes:

2 batatas medianas, sin piel

1 durazno grande, sin carozo y por la mitad

¼ cucharadita de jengibre, molido

¼ cucharadita de canela, molida

Preparación:

Combinar las batatas y durazno en una juguera, y pulsar.

Transferir a vasos y añadir el jengibre y canela.

Servir inmediatamente.

Información nutricional por porción: Kcal: 159, Proteínas: 5.2g, Carbohidratos: 50.1g, Grasas: 0.9g

35.   Jugo de Frutilla y Tomate

Ingredientes:

1 taza de frutillas frescas

2 tomates grandes

2 zanahorias grandes

1 naranja grande, sin piel

1 pimiento grande, sin semillas

Preparación:

Combinar los ingredientes en una juguera y pulsar.

Transferir a vasos y refrigerar 30 minutos antes de servir.

Información nutricional por porción: Kcal: 104, Proteínas: 3.9g, Carbohidratos: 31.2g, Grasas: 1.1g

36. Jugo de Naranja y Cúrcuma

Ingredientes:

1 pimiento naranja grande, sin semillas

1 naranja grande, sin piel

1 zanahoria grande

1 limón grande, sin piel

1 pepino pequeño

¼ cucharadita de cúrcuma, molida

Preparación:

Combinar los ingredientes excepto la cúrcuma en una juguera, y pulsar.

Transferir a vasos y añadir la cúrcuma. Servir inmediatamente.

Información nutricional por porción: Kcal: 152, Proteínas: 4.2g, Carbohidratos: 48.1g, Grasas: 1.3g

37.   Jugo de Rúcula

Ingredientes:

1 taza de rúcula fresca

1 limón grande, sin piel

1 lima grande, sin piel

1 naranja grande, sin piel

1 kiwi grande, sin piel

1 pepino pequeño

Preparación:

Combinar los ingredientes en una juguera y pulsar.

Transferir a vasos y servir inmediatamente.

Información nutricional por porción: Kcal: 192, Proteínas: 3.1g, Carbohidratos: 31.6g, Grasas: 0.9g

38. Jugo de Mango

Ingredientes:

1 mango grande, sin piel

1 pepino grande

½ taza de espinaca fresca

2 onzas de coco rallado

Preparación:

Combinar el mango, pepino y espinaca en una juguera, y pulsar.

Transferir a un vaso y añadir el coco rallado.

Refrigerar 1 hora antes de servir.

Información nutricional por porción: Kcal: 68, Proteínas: 1.9g, Carbohidratos: 20.1g, Grasas: 0.5g

39.   Jugo de Bok Choy y Puerro

Ingredientes:

1 puerro mediano

1 bok choy bebé pequeño

¼ taza de albahaca fresca

1 manzana verde grande, sin centro

2 zanahorias grandes

4-5 hojas de col rizada fresca

Preparación:

Combinar los ingredientes en una juguera y pulsar.

Transferir a vasos y refrigerar antes de usar.

Información nutricional por porción: Kcal: 169, Proteínas: 2.3g, Carbohidratos: 46.2g, Grasas: 1.9g

40.   Jugo de Frutilla y Col Rizada

Ingredientes:

2 tazas de frutillas frescas

1 manzana verde grande, sin centro

1 pepino grande

4-5 hojas de col rizada fresca

Preparación:

Combinar los ingredientes en una juguera y pulsar.

Transferir a vasos y servir inmediatamente.

Información nutricional por porción: Kcal: 184, Proteínas: 7.7g, Carbohidratos: 49.5g, Grasas: 2.1g

41.   Jugo Thai de Cantalupo

Ingredientes:

1 taza de cantalupo, sin piel

1 cabeza de lechuga Romana pequeña

1 cucharada de coco rallado

½ taza de albahaca fresca

1 pepino grande

Preparación:

Combinar los ingredientes en una juguera y pulsar.

Transferir a vasos y servir inmediatamente.

Información nutricional por porción: Kcal: 112, Proteínas: 2.3g, Carbohidratos: 22.6g, Grasas: 1.1g

42. Jugo de Jengibre y Remolacha

Ingredientes:

2 remolachas grandes, recortadas

1 pepino grande

1 manzana roja grande, sin centro

1 lima grande, sin piel

¼ cucharadita de jengibre, molido

Preparación:

Combinar los ingredientes excepto el jengibre en una juguera, y pulsar.

Transferir a un vaso y añadir el jengibre. Refrigerar 1 hora antes de servir.

Información nutricional por porción: Kcal: 109, Proteínas: 2.8g, Carbohidratos: 33.6g, Grasas: 0.7g

OTROS TITULOS DE ESTE AUTOR

70 Recetas De Comidas Efectivas Para Prevenir Y Resolver Sus Problemas De Sobrepeso: Queme Calorías Rápido Usando Dietas Apropiadas y Nutrición Inteligente

Por

Joe Correa CSN

48 Recetas De Comidas Para Eliminar El Acné: ¡El Camino Rápido y Natural Para Reparar Sus Problemas de Acné En 10 Días O Menos!

Por

Joe Correa CSN

41 Recetas De Comidas Para Prevenir el Alzheimer: ¡Reduzca El Riesgo de Contraer La Enfermedad de Alzheimer De Forma Natural!

Por

Joe Correa CSN

70 Recetas De Comidas Efectivas Para El Cáncer De Mama: Prevenga Y Combata El Cáncer De Mama Con una Nutrición Inteligente y Alimentos Poderosos

Por

Joe Correa CSN